ARTHRITIS

ET PHTHISIE PULMONAIRE

TRAITEMENT

EXPÉRIENCES PHYSIOLOGIQUES

SUR LES BAINS DE ROYAT

PAR

LE Dʳ CH. CHAUVET

Ancien interne des hôpitaux de Lyon,
Lauréat de la Faculté de médecine de Paris,
Ex-chef de clinique à la Faculté de médecine de Lyon,
Médecin consultant aux eaux de Royat.

> La doctrine de l'infectiosité de la tuberculose doit être acceptée parce qu'elle apparait comme une suprême espérance et une bienfaisante promesse.
> (Ch. BOUCHARD, *Cours de pathologie gén.*).

LYON

ASSOCIATION TYPOGRAPHIQUE

GIRAUD, RUE DE LA BARRE, 12.

—

1883

ARTHRITIS

ET PHTHISIE PULMONAIRE

TRAITEMENT

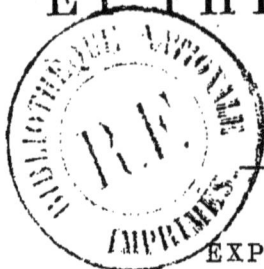

EXPÉRIENCES PHYSIOLOGIQUES

SUR LES BAINS DE ROYAT

PAR

LE Dʳ CH. CHAUVET

Ancien interne des hôpitaux de Lyon,
Lauréat de la Faculté de médecine de Paris,
Ex-chef de clinique à la Faculté de médecine de Lyon,
Médecin consultant aux eaux de Royat.

> La doctrine de l'infectiosité de la tubercu-
> lose doit être acceptée parce qu'elle apparaît
> comme une suprême espérance et une bien-
> faisante promesse.
> (Ch. BOUCHARD, *Cours de pathologie gén.*).

LYON

ASSOCIATION TYPOGRAPHIQUE

GIRAUD, RUE DE LA BARRE, 12.

—

1883

TTT 163

AVANT-PROPOS

Avant Laënnec on avait admis un grand nombre de va-
riétés de phthisie qu'il serait oiseux d'énumérer. Laënnec
est venu renverser la plupart des théories et des classifica-
tions existant en établissant définitivement le principe de
l'unité de la tuberculose.

Ce principe est toujours admis, mais la clinique nous
montre la tuberculose pulmonaire évoluant sous les formes
les plus variées. Comme d'un autre côté l'histoire des
malades et de leurs antécédents nous révèle quelquefois la
présence d'un vice diathésique, scrofule, arthritis, syphilis,
etc., on a été conduit à rechercher s'il y avait un rapport
entre ces diathèses et l'évolution de la phthisie.

Nous avons eu l'occasion dans notre clientèle de Royat
d'observer quelques cas de tuberculose pulmonaire chez
des sujets arthritiques. Nous rapporterons les plus intéres-
santes de ces observations, nous les ferons suivre de quelques remarques sur la symptomatologie, la marche de
cette affection en insistant surtout sur le traitement.

Nous avons beaucoup emprunté aux leçons du docteur

Ferrand (1) sur *les formes de la phthisie pulmonaire,* ainsi qu'à la thèse d'un de ses élèves le docteur Latil (2) sur *la phthisie pulmonaire chez les arthritiques.*

Les magnifiques leçons du professeur Bouchard sur *les maladies par ralentissement de la nutrition* et sur *les maladies infectieuses* servent de base à notre chapitre relatif à la thérapeutique.

Comme le docteur Latil, nous prenons le mot arthritis comme une expression commode par sa brièveté pour désigner à la fois le rhumatisme et la goutte sans rien préjuger sur le fond.

(1) Delahaye, 1880.
(2) Th., Paris, 1879.

ARTHRITIS ET PHTHISIE PULMONAIRE

TRAITEMENT

—————————◆◆◆◆◆◆◆◆—————————

Observations.

OBS. I. — M. M..., 32 ans. Père et mère rhumatisants. Accidents rhumatismaux bénins chez les frères et sœurs. Pas de trace d'antécédent tuberculeux.

En 1869, torticolis très-violent. En 1870, il supporta comme mobile le siège de Belfort ; il couchait à l'humidité et se trouvait dans de déplorables conditions hygiéniques. Pendant le siège, il fut pris subitement d'une oppression violente avec orthopnée. Le médecin parla d'une maladie de cœur et fit appliquer un large vésicatoire vers la région précordiale, ce qui amena une amélioration rapide. A ce moment il eut aussi des vomissements se produisant après les repas. La diète lactée fut suivie d'un grand mieux qui permit à M. M... de revenir à pied de Belfort à Lyon. Comme il était très-amaigri, très-pâle, on institua un traitement fortifiant. Le rétablissement fut rapide.

En 1872, iritis, puis coryza, puis blennorrhagie ressemblant à une blennorrhée (début 15 jours après le coït, très-peu de douleurs, amélioration très-rapide. C'était le premier accident de ce genre).

En 1873, le malade quitta une nuit sa flanelle et se réveilla avec une paralysie au bras droit (il ne persistait que quelques mouvements des doigts). Cette paralysie guérit au bout d'un mois ; il subsista un peu d'atrophie des muscles de l'épaule.

En 1876, après son service de 28 jours, apparition d'une légère paralysie de la sensibilité de ce bras qui s'effaça rapidement grâce à l'application de l'électricité.

Depuis 1870, apparaissent à peu près tous les ans des douleurs rhumatoïdes musculaires. Saison à Aix-les-Bains en 1871-72-73-74.

En 1875, il remarqua dans les cheveux, puis dans la barbe des pla-

ques arrondies d'alopécie. Les cheveux ou la barbe tombaient complè-
tement, puis repoussaient sans aucun traitement. Cette année-là, première saison à Royat. En 1877-1878, plusieurs rhumes que le malade
négligea. La famille s'inquiéta pourtant et le médecin consulté ne cons-
tata aucune lésion. Une saison au Mont-Dore et bains sulfureux. En juin,
la toux recommença, les pommettes se colorèrent, au milieu d'une
grande faiblesse, hémoptysie très-abondante qui se renouvela deux jours
après. Le malade avait de la fièvre, des sueurs abondantes, en même
temps, poussée rhumatismale à la peau (urticaire ?). Dix jours après,
troisième et dernière hémoptysie traitée par l'ipéca. La fièvre ne cessa
qu'au bout d'un mois. Au mois d'août, légère rechute avec fièvre. En
octobre 1878 il partit pour Hyères, mais dans un tel état de faiblesse
qu'il fit la route en plusieurs étapes. Le malade s'améliora assez rapidement.

En 1879, saison à Royat. A son retour, persistance d'une petite toux,
mais état général bien meilleur.

L'hiver 1879-80 fut passé à Alger.

En 1880, saison à Royat. L'hiver suivant séjour à Alger.

En 1881, saison à Royat. Nous voyons le malade pour la première fois
et voici ce que nous constatons alors :

Depuis quelque temps, sueurs abondantes et faciles. Toux que le
malade dit nerveuse et provoquée par un examen, ou quand on lui parle
de sa maladie. Expectoration blanche, mousseuse ; le matin il y a quelques mucosités. Plus de douleurs thoraciques, appétit revenu, digestion
bonne. A la percussion, diminution de la sonorité au sommet droit en
arrière, sonorité normale en avant. A l'auscultation, diminution du
murmure vésiculaire, mais sans bruits anormaux. Pas de frottement
arthritique. Rien au cœur. Après sa saison le malade éprouva un grand
mieux. Il passa l'hiver à Cannes. Il ne se passa rien de spécial du côté
du poumon. Il aurait eu de la congestion hépatique, puis une fièvre inter-
mittente qui guérit par la quinine. L'été 1882, pas de cure thermale.
Le malade ne se plaignit que de quelques douleurs rhumatismales vagues.
Appétit bon. Augmentation de poids. En novembre 1882 on constate à
l'auscultation une amélioration de l'état local du poumon, mais non une
disparition des signes indiqués plus haut. Le malade passera encore
cet hiver dans le Midi.

Obs. II. — Mme M..., 34 ans. Le médecin qui nous l'envoie nous
donne les renseignements suivants : bronchite à forme congestive du
sommet droit en bonne voie d'amélioration. Anémique, très-nerveuse,
d'un tempérament arthritique.

La malade nous apprend que son père est un peu rhumatisant, qu'elle
a une tante morte de la poitrine. Il y a déjà longtemps, eczéma de la
face. Il y a cinq ans, à la suite de couches, lotions froides qui furent

suivies de douleurs dans la poitrine, la malade resta plus impression-
nable au froid. Il y a trois ans, affection de l'estomac, qui guérit par la
diète lactée. Depuis deux ans tousse, mais très-peu. Pendant l'hiver
1880-81, commencement de pleurésie (?). Point de côté, frisson, qui
disparurent sans laisser de trace. De temps en temps sueurs nocturnes.
Appétit conservé, mais estomac se fatiguant facilement. Bourdonnements
d'oreille continuels, augmentés par le décubitus horizontal. Constipation
habituelle. Depuis un an, un peu d'amaigrissement, règles plus pâles,
durant plus longtemps, et suivies d'un malaise du côté de la poitrine
(congestion?). A l'auscultation, râles sibilants et respiration faible aux
deux sommets, surtout à droite. Sensibilité à la percussion en avant.

Pytiriasis versicolor au cou.

Pendant son séjour à Royat la malade se trouve très-bien ; il y a augmentation de l'appétit et disparition des troubles digestifs. Les signes
locaux des sommets ont diminué ; toujours quelques râles sibilants, mais
la respiration est moins obscure aux sommets.

La malade a eu ses règles pendant son séjour, elle n'a pas remarqué
les phénomènes qu'elle avait l'habitude de constater du côté de la poitrine à ce moment. Au moment du départ les râles sibilants ont com-
plètement disparu, la respiration est presque normale partout ; pas de
sensibilité aux sommets à la percussion. En un mot grande amélioration
dans l'état local accompagné aussi d'un changement analogue dans l'état
général. La malade n'a pas été revue depuis.

Obs. III. — M. R..., 50 ans. Voici les renseignements fournis par le
médecin traitant : Diathèse arthritique très-prononcée. Rhumatisme
goutteux, coliques néphrétiques, calculs fréquemment rejetés. Depuis
neuf mois disparition des poussées articulaires, mais bronchite opiniâtre,
toux quinteuse rebelle, sans hémoptysie. Il y a six semaines, à droite
submatité en arrière, craquements secs et même humides dans la fosse
sus-épineuse. Au bout de cinq semaines, grande amélioration dans l'état
local.

Le malade se présente à nous avec l'apparence d'un phthisique arrivé
à la dernière période. Les parents sont morts âgés n'ayant jamais présenté des accidents de nature arthritique.

En 1871 il aurait souffert d'accès de suffocation. Il y a quatre ans,
rhumatisme goutteux siégeant aux pieds, aux genoux et très-légèrement
au niveau des membres supérieurs. Il y a trois ans, gravelle urinaire.
Il y a dix-huit mois, œdème des pieds. Ces accidents persistèrent jusqu'à il y a neuf mois. Ils furent alors remplacés par une bronchite. Les
accidents ultérieurs sont signalés plus haut.

Le malade n'a jamais eu de migraine, d'eczéma, ni d'hémorrhoïdes.
Depuis neuf mois, amaigrissement de 16 kilogrammes. Diminution de

l'appétit, digestion bonne, à part des vomissements produits par la toux qui est quinteuse et très-pénible, quelquefois sueurs nocturnes.

Rien au cœur. Aux poumons nous trouvons en arrière à droite de la submatité avec diminution du murmure vésiculaire, mais pas de râles humides, ni de craquements. Signes d'emphysème généralisé, mais pas très-marqué. Les urines ne contiennent ni sucre ni albumine.

Après un traitement qu'il fallut conduire avec ménagement, le malade partit amélioré, les digestions se font mieux. La toux persiste, bien que les signes locaux des sommets aient diminué d'intensité.

OBS. IV. — Mᵐᵉ M..., jeune femme d'aspect extérieur arthritique. Père très-nettement rhumatisant. Mère bien portante. N'a jamais eu de rhumatisme articulaire aigu, mais plutôt du rhumatisme vague. A eu deux enfants qui se portent bien. Le début remonte à deux ans. Rhumes négligés. Jamais d'hémoptysie. La toux est peu intense, sans expectoration. La malade se plaint d'une douleur siégeant entre les deux épaules, plus marquée à droite. Faiblesse générale, amaigrissement, appétit souvent nul. Constipation habituelle. Mauvais état moral. A l'examen du poumon on remarque que les signes physiques sont bien limités au côté droit ; on trouve en effet un peu de submatité en arrière avec une diminution du murmure vésiculaire. Pas de râle. En avant on ne trouve aussi que de l'obscurité de la respiration. Léger degré d'emphysème pulmonaire. La malade fait une première saison à Royat, à la suite de laquelle la malade se sent bien mieux, elle a repris espoir. L'état général surtout s'est amélioré. Peu ou pas de modification de l'état local.

L'hiver suivant est passé à Lyon ; pas d'autre traitement que de l'hygiène. Le mieux constaté persiste, l'embonpoint reparaît.

Avant de revenir, cette dernière saison, pour la seconde fois à Royat, la malade a eu une bronchite avec point de côté qui disparut assez rapidement. A son arrivée, la malade est encore en convalescence de cette rechute. Toux, expectoration, surtout le matin. Sueurs nocturnes. Les signes physiques sont les mêmes ; de plus, un peu de sensibilité à la percussion en avant. Pas de râles, état général bon.

Pendant son séjour, la malade voit rapidement disparaître les sueurs, l'expectoration, la sensibilité au niveau de la clavicule. A son départ on constate qu'un mieux très-sérieux s'est prononcé dans l'état local.

La malade a eu un nouveau rhume au mois de septembre, mais il a guéri facilement et depuis la malade se trouve bien. Elle passe son hiver à Lyon et sort tous les jours.

OBS. V. — M. R..., 37 ans. Mère morte d'une fluxion de poitrine (?) après six mois de maladie. Peu arthritique, tousse depuis longtemps.

Début il y a cinq ans par une affection dont nous ne pouvons préciser la nature. Il garda le lit quelque temps. Il subsista une petite toux sèche, continuelle et de temps en temps des accidents aigus. Le malade dit s'enrhumer facilement.

Il y a trois ans, hémorrhoïdes qui se sont reproduites tous les ans. Cette année douleurs rhumatismales. Grande impressionnabilité au froid. Pas d'expectorations, jamais d'hémoptysie. Anorexie, vomissements fréquents, pas de diarrhée. Un peu d'amaigrissement. A l'examen du poumon on constate les signes d'induration pulmonaire.

Le malade quitte la station amélioré, pour ce qui est de l'état général ; les troubles dyspeptiques ont disparu. La toux persiste et l'état local n'a pas changé. Nous n'avons pas revu ce malade.

Obs. VI. — Mlle B... Le médecin qui nous l'adresse nous donne les renseignements suivants : Un frère et une sœur morts de phthisie pulmonaire. Elle a même inspiré quelque temps des inquiétudes à sa famille par une petite toux fréquente, voire même des traces d'hémoptysie, de l'amaigrissement, de l'anémie, des sueurs nocturnes. On a même constaté il y a quelque temps un peu de matité au sommet droit. Elle a un peu repris depuis un séjour à la campagne.

Les renseignements fournis par la malade sont les suivants : outre les faits indiqués ci-dessus, il faut noter que son père et sa mère sont rhumatisants. Elle-même aurait eu des douleurs musculaires et articulaires qui ne l'auraient pas forcé à garder le lit, bien qu'un des genoux ait été une fois très-tuméfié. Elle s'enrhume facilement tous les hivers ; l'hiver dernier, le rhume n'a pas cessé. A l'auscultation, légère submatité au sommet droit, sensibilité à la percussion à gauche en avant et en arrière. Très-légère diminution de la respiration au sommet droit en arrière. Pas de râles. Signes d'emphysème peu marqué mais général.

La malade après sa saison est beaucoup mieux comme état général. Localement la sensibilité à la percussion a disparu, la submatité légère persiste. La respiration paraît égale des deux côtés.

Symptomatologie ; marche ; durée ; pronostic.

Ces quelques observations concordent avec le tableau clinique tracé par le docteur Ferrand, et avec la plupart des observations citées par les auteurs.

Le début dans la plupart de nos cas est marqué par des signes fonctionnels, rarement par des symptômes généraux. Aucun de nos malades n'avait l'habitus des tuberculeux, excepté le malade de l'obs. III. Le plus souvent une bronchite, un rhume négligé, qui reparaît facilement et dure un temps plus ou moins long, marque le début de l'affection. Un seul de nos malades (obs. I) a présenté, au début, une hémoptysie qui s'est répétée plusieurs fois à ce moment pour ne plus reparaître. Cette hémoptysie du début se remarque assez fréquemment chez les sujets arthritiques. La congestion hémorrhagipare peut n'être pas assez intense pour amener une hémorrhagie ; ainsi, voyons-nous, chez la malade de l'obs. II, au moment de ses règles, une sorte de congestion pulmonaire sans hémoptysie. Quand ces congestions ont lieu en dehors de la période menstruelle, elles peuvent avoir des conséquences fâcheuses. Pidoux et Péter pensent que les hémoptysies sont presque favorables, car elles jugent une poussée de congestion dont les effets auraient pu être plus graves.

La toux est ordinairement peu intense, peu fréquente, sans expectoration, ou avec une expectoration rare et muqueuse. Nous ne parlons pas, bien entendu, des malades arrivés à la dernière période de leur affection. Le malade de l'obs. I voyait sa toux revenir quand on l'examinait ou quand on lui parlait de sa maladie. Dans l'obs. III, nous sommes en présence d'une toux spasmodique, quinteuse, quelquefois suivie de vomissements; l'expectoration, dans ce cas, était plus abondante, mais muqueuse et filante.

La dyspnée est peu marquée, à moins que le sujet ne soit emphysémateux.

Dans la plupart de nos observations sont signalés des troubles digestifs, le plus souvent de l'anorexie, un peu de dyspepsie. Aucun malade ne nous a parlé de diarrhée, bien que nous les ayons interrogés avec soin sur ce point, quelques-uns même se sont plaints d'une constipation habituelle.

Du côté de la peau, notons une grande susceptibilité aux variations de température, ce qui devient une cause prédisposante aux bronchites, des sueurs nocturnes assez fréquentes. Une seule fois, nous avons constaté la présence de pytiriasis versicolor que l'on rencontre d'ailleurs avec une grande fréquence chez les tuberculeux et chez les arthritiques.

La fièvre ne présenterait rien de particulier; il faut cependant noter des exacerbations assez brusques coïncidant avec les poussées congestives vers les poumons. A la dernière période, la fièvre prend le caractère de la fièvre hectique.

L'examen physique des malades nous montre les signes locaux en général limités à un sommet, et, le plus souvent, nous n'avons constaté que les signes d'induration pulmonaire : submatité, rarement matité véritable, diminution du murmure vésiculaire, quelquefois passagèrement des râles de bronchites; aucun de nos malades ne présentait de trace de caverne ou même de cavernule. Ce n'est pas à dire que chez les arthritiques la tuberculose n'aboutisse jamais aux excavations, mais cela ne s'observe que chez les sujets porteurs de lésions anciennes. Les malades que nous avons eu l'occasion d'observer sont au début, bien que leur affection remonte déjà à quelques années.

L'arthritis favorise l'évolution fibreuse de la tuberculose pulmonaire, et par suite explique la limitation des lésions et leur marche très-lente. Landouzy (1) montre que les arthritiques, les alcooliques, les saturnins *font tout à la*

(1) Leçons cliniques. *Progrès médical,* 1882, page 684.

sclérose. Assaillis par la tuberculose, ils restent scléreux, et l'organisme semble ne pouvoir répondre que par des inflammations du mode subaigu ou chronique aux sommations des agents morbides.

Tous les auteurs sont à peu près d'accord pour reconnaître à la tuberculose se développant chez les arthritiques une marche spéciale qui peut se caractériser en deux mots : *Marche très-chronique et tendance à la guérison.*

La marche, en effet, de cette affection est très-lente; nous ne voulons pas parler de ces observations très-connues de Pidoux, de Péter où l'on voit la tuberculose durer de nombreuses années. Nos observations n'embrassent pas un temps aussi long, mais elles corroborent ce que nous avons dit plus haut : au bout de deux, trois quatre ans, nous voyons nos malades s'être améliorés ou tout au moins rester stationnaires avec des lésions des plus limitées et des plus simples.

La tendance à la guérison est souvent enrayée par des poussées congestives qui aboutissent à la bronchite, à la broncho-pneumonie, très-rarement à la pneumonie, et plus souvent à l'hémoptysie. Ces poussées congestives peuvent même imprimer à la maladie une marche rapide comme Latil en rapporte deux observations dans sa thèse.

Dans la clientèle des hôpitaux, nous pouvons dire, d'après les statistiques de Louis, que les phthisiques ont six chances contre une de mourir avant la fin de la deuxième année ; cette proportion sera bien diminuée dans la pratique civile. Si, maintenant, nous ne prenons que la phthisie chez les arthritiques, on voit la durée de la maladie s'accroître dans la clientèle hospitalière, et plus encore dans la clientèle civile. En laissant de côté les malades de la ville, qui ne peuvent pas prendre les soins coûteux que l'on est obligé souvent de recommander (saisons thermales, séjour dans le Midi), nous nous trouvons en présence de sujets chez lesquels la maladie a des chances de durer très-longtemps, et par suite une grande tendance à la guérison. Si les accidents aigus sont prévenus, s'ils n'apparaissent pas, il est évident que la guérison peut survenir bien plus rapidement. Cette terminaison favorable est loin d'être une exception dans les conditions dont nous parlons ; elle a même été observée nombre de fois, même quand il y avait des lésions à la deuxième ou troisième période, ces signes alors disparaissaient.

Quand, après une longue durée, la maladie arrive à sa dernière période, on voit survenir les accidents ultimes qui sont les mêmes que dans toute autre forme de phthisie.

Signalons, enfin, la possibilité d'une terminaison rapide par complication inflammatoire, bien que les lésions tuberculeuses soient peu avancées, peu étendues.

Pour ce qui est des lésions anatomiques, nous renvoyons à la thèse de Latil et à celle de Bard (1).

On comprend, d'après ce que nous venons de dire, que Pidoux ait dit : *C'est la phthisie la moins grave que l'on puisse voir*. Pour quelques auteurs, les manifestations arthritiques chez un sujet tuberculeux seraient d'un pronostic favorable. Il y aurait antagonisme entre les deux déterminations morbides. On a même cherché à obtenir un rappel de ces accidents arthitiques dans le but d'améliorer la tuberculose.

Étiologie.

Toutes les opinions possibles ont été émises relativement aux rapports de la tuberculose et de l'arthritisme. Les uns ont dit que ces deux maladies s'excluaient, d'autres qu'elles sont intimement liées entre elles ; d'autres, enfin, que si on rencontrait ces deux affections sur le même sujet, il n'y avait

(1) Thèse. Lyon, 1879.

là qu'une pure coïncidence. Nous verrons qu'à certains points de vue ces opinions peuvent toutes se justifier.

Pidoux dit (1) : Franc, dans sa vigueur, l'athritisme exclut la tuberculisation pulmonaire ; dégénéré, vague, ruiné, il cède le terrain à la phthisie, non sans la modifier par la résistance qu'il oppose à son envahissement. — Guéneau de Mussy (2), Constantin Paul (3), Besnier (4) se rattachent à cette opinion qui est combattue par Béhier et Hardy.

Péter (5) a remarqué chez les tuberuleux arthritiques une sorte d'antagonisme entre les manifestations des deux maladies.

Chauffard (6) indique seulement une évolution spéciale de la tuberculose chez ces diathésiques , telle est aussi l'opinion de Jaccoud.

Pollock (7) croit que l'arthritisme et la tuberculose sont intimement associés.

Damaschino, Hérard admettent une simple coïncidence.

Landouzy (8), acceptant les idées de Bouchard, dit que l'arthritisme paraît après la scrofule le meilleur moyen d'arriver à la tuberculose.

Si l'on consulte les statistiques, on est frappé du même désaccord. Cotton trouve 6 rhumatisants sur 1,000 phthisiques, soit 0,6 %. — Pollock, 275 rhumatisants sur 1,973 phthisiques, soit 13,9 %. — Hérard et Cornil, 6 %. — Ferrand et Latil, 17 sur 193, soit un peu plus de 8 %. — Wunderlich a vu 1 phthisique sur 108 rhumatisants.

Tous ces chiffres nous paraissent au-dessous de la vérité ; notre statistique ne porte pas sur un assez grand nombre de malades pour avoir quelque valeur, aussi ne la publierons-

(1) *Bulletin de l'Académie*, 1868.
(2) *Archives de médecine*, 1864.
(3) Th. agrégation. *De l'antagonisme en pathologie*.
(4) Article RHUMATISME, *Dictionnaire des sciences médicales*.
(5) *Clinique médicale*, t. II, p. 146.
(6) *Principes de patholog. générale*, 1862.
(7) *Prognais in consumption*. Londres, 1865.
(8) *Progrès médical*, 1882.

nous que plus tard. Faisons remarquer que nous n'exerçons pas dans les hôpitaux, et que les auteurs nommés précédemment sont unanimes pour affirmer que cette moyenne serait plus élevée si elle portait sur des malades de la clientèle civile.

On sait aussi la difficulté que l'on éprouve souvent à obtenir des malades des renseignements sur les antécédents.

Notons, enfin, que la plupart des statistiques citées ne tiennent pas compte des antécédents héréditaires, notion qui, cependant, a une grande importance.

Voyons, maintenant, pourquoi un arthritique devient tuberculeux. D'abord parce qu'il peut, comme tous les autres sujets, être soumis aux causes occasionnelles de la phthisie acquise : nous voulons parler des causes amenant la misère physiologique et consécutivement la tuberculose (travaux exagérés, manque d'air, de lumière, nourriture insuffisante, etc., etc.)

Les bronchites répétées, si fréquentes chez les arthritiques, sont une cause déterminante des localisations pulmonaires de la tuberculose. Le retrécissement acquis de l'artère pulmonaire, qui est lié directement à la diathèse arthritique, est, au premier chef, une cause de tuberculose pulmonaire. Enfin, les arthritiques sont plus que d'autres sujets aux troubles digestifs : anorexie, dyspepsie, et par suite voient se développer la misère physiologique.

Bouchard, dans ses Leçons, a mieux expliqué le pourquoi de la fréquence de la tuberculose chez les arthritiques, quand il dit : « Les causes qui font un élu de la tuberculose ne sont, en somme, que toutes celles qui font de la nutrition retardante. Les diverses maladies dont la pathogénie ressortit tout entière à la nutrition retardante, se terminent par la tuberculose avec une fréquence bien faite pour surprendre tout esprit qui ne saisirait par le pourquoi et le comment de pareilles issues. » Un sujet chez lequel il y a ralentissement de la nutrition peut aussi bien faire du rhumatisme que de la tuberculose. Quand ce ralentissement est très-marqué, la tuberculose succède à l'arthritisme qui existait alors que la nutrition était un peu au-dessous de son taux normal. L'arthritique est donc sur la voie de la tuberculose. Cette dernière peut donc être prévenue par un traitement approprié.

L'arthritisme est héréditaire, autrement dit ce vice de nutrition passe d'une génération à l'autre, le plus souvent en s'accentuant. Suivant qu'un seul générateur sera arthritique, ou que les deux le seront, ou, enfin, que l'un sera arthritique et l'autre tuberculeux, on verra se développer l'arthritisme seul ou accompagné plus tard de tuberculose.

Traitement.

Si l'on se pose la question de la curabilité de la phthisie pulmonaire, il n'est pas de meilleure condition pour répondre affirmativement que quand celle-ci se développe chez un sujet arthritique. Nous ne voulons pas dire que la guérison ne s'observe que chez ces malades, mais seulement faire remarquer qu'ils sont dans les meilleures conditions pour y parvenir : état général ordinairement bon, développement très-lent de la maladie, localisation des lésions.

On doit donc beaucoup espérer dans ces cas.

Il faudra bien agir localement et nous dirons ultérieurement comment il faut agir, mais nous croyons que le traitement général doit pour ainsi dire prendre le premier rang.

L'état général est ordinairement bon, disent les auteurs, aussi recommandent-ils de le conserver tel, et pour cela préconisent les moyens hygiéniques ordinaires (air respiré, alimentations eupeptiques, toniques, exercices, etc., etc.). Faut-il simplement conserver ce bon état général qui a permis à la tubeurculose de se développer ? Nous croyons qu'il faut le modifier en faisant disparaître la trace qu'y a imprimé la diathèse arthritique. Comme nous l'avons vu en parlant de l'étiologie, Bouchard et Landouzy ont montré que la nutrition retardante, qui est la règle chez les arthritiques, prédisposait à la tuberculose pulmonaire. Il faudra donc modifier cette nutrition, la ramener à son taux normal; à cette condition-là seulement l'état général sera amélioré et restera tel. Les effets de la thérapeutique doivent tendre à modifier les aptitudes vitales, à changer les milieux organiques, à faire des hommes, c'est-à-dire des milieux naturellement impropres à la pullulation du germe tuberculeux. Ce que doit viser avant tout la thérapeutique, c'est la rénovation de l'organisme, c'est la restauration de l'individu qu'on obtiendra à l'aide des grands modificateurs hygiéniques, qui étaient déjà la meilleure part de la prophylaxie (Bouchard).

Cet auteur recommande pour atteindre ce but : les soins de la peau, cette grande surface nerveuse dont les incitations retentissent avec tant d'énergie sur la nutrition générale. C'est par l'intermédiaire de la peau que les bains sulfureux et surtout les bains salés stimulent l'action physiologique du système nerveux et font d'une vitalité inférieure une vitalité meilleure et plus résistante.

Ces excitations cutanées, en régularisant les fonctions de la peau, font disparaître sa grande susceptibilité aux variations de température et constituent un traitement prophylactiques des bronchites, des rhumes.

Les eaux de Royat sont-elles utiles pour cette première partie du traitement? Nous savons déjà que ces eaux s'adressent d'une manière générale à l'arthritisme sous toutes ses formes, on n'en est plus à compter les cas de goutte et de rhumatisme qui ont retiré de bons effets d'une cure dans notre station thermale. On peut donc, par analogie, conclure qu'elles seront aussi utiles dans les cas de tuberculose arthritique.

Les faits rapportés par les médecins de cette station, ainsi que ceux que nous avons observés, parlent dans le même sens.

Les bains à eau courante, que possède notre station, remplissent parfaitement cette première indication du traitement : exciter les fonctions cutanées pour relever le taux de

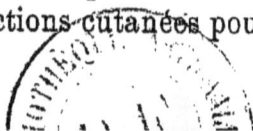

la nutrition. En effet, après un bain d'une durée de demi-heure, la peau est rouge, congestionnée, et si l'on peut mesurer l'excitation cutanée par l'abaissement de la température centrale (1), on verra que celle-là est assez marquée puisque dans un tel bain, au bout de trente minutes, notre température centrale baissait d'un demi-degré.

Il faudra, pour compléter ce traitement hygiénique, se soustraire autant que possible aux causes de refroidissement, porter de la flanelle, etc., etc.

Quand un rhume se sera développé chez de tels sujets, il faudra intervenir de manière à ce qu'il ne se prolonge pas (révulsifs cutanés, etc.).

Si les malades, ce qui arrive souvent, se plaignent de troubles digestifs, anorexie, dyspepsie, il faudra les faire disparaître au plus vite. Dans ces cas là encore, nos eaux de Royat, par leur abondance en acide carbonique, par leur minéralisation, rendent de grands services. Le seul séjour dans nos montagnes amène souvent une augmentation de l'appétit, une digestion plus facile, plus rapide.

Quand on se trouve en présence de ces poussées congestives, dont nous avons parlé, il faut agir assez énergiquement : révulsifs cutanés (teinture d'iode, vésicatoires volants). Si la congestion était intense, il faudrait recourir à des émissions sanguines surtout locales. Si la lésion était plus avancée, il faudrait appliquer un cautère ordinaire à la surface de la poitrine ou pratiquer des cautérisations ponctuées légères, comme le conseille le docteur Vidal d'Hyères.

Comme médication interne : controstimulants et décongestionnants (tartre stibié, kermès, ipéca).

Les toniques trop excitants pourraient favoriser ces congestions pulmonaires. — Les eaux de la source Saint-Victor, qui sont ferrugineuses, ont été souvent administrées à nos malades, qui n'en ont retiré que de bons effets.

Nous n'avons pas encore parlé d'un autre mode de traitement de notre station thermale, du séjour dans les salles

(1) Voyez, sur cette question, la thèse de Joffroy, agrégation.

d'inhalation. — De quelque manière qu'agissent ces inhalations, nous avons toujours vu les malades auxquels nous les avions conseillées en retirer de bons effets.

Pendant l'hiver, les malades habiteront de préférence un climat chaud, éloigné de la mer s'ils ont une tendance aux poussées aiguës, dans le cas contraire, une station méditerranéenne.

Royat a été recommandé par Gubler, et beaucoup d'autres praticiens ; mais d'autres stations thermales l'ont été également : le Mont-Dore, la Bourboule, Saint-Maurice, Chateauneuf. — Pidoux recommande les Eaux-Bonnes. — Pour cet auteur, ces eaux amenderaient la phthisie en faisant prédominer dans l'organisme des activités morbides, qui font antagonisme à la tuberculose. — Suivant nous, les eaux de Royat n'agissent pas de cette manière, mais en modifiant le terrain où doit germer la tuberculose. — Si la doctrine de l'infectiosité de la tuberculose est définitivement admise, et les recherches les plus récentes viennent lui prêter leur appui, la question du terrain prend de l'importance.

Nous sommes partisan convaincu de cette doctrine, c'est pourquoi nous avons publié ces courtes observations, espérant les compléter et en accroître le nombre.

Expériences physiologiques sur les bains de Royat.

La station thermale de Royat possède une source remarquable par son débit considérable. La source Eugénie fournit à peu près mille litres par minute d'une eau tiède marquant 35°,5 au griffon et environ 34° lorsqu'elle arrive dans la baignoire.

Voici l'analyse de cette eau :

Bicarbonate de soude........	1,349
— de potasse	0,436
— de chaux........	1,000
— de magnésie....	0,677
— de fer...........	0,040
Chlorure de lithium.........	0,035
— de sodium	1,728
Sulfate de soude...........	0,185
Phosphate de soude.........	0,018
Silice	0,156
Gaz acide carbonique libre..	0,748
Gaz azote	0,052
Gaz oxygène	0,011

Les bains sont donnés à eau courante. La température et la composition sont constantes. Le bain est très-agréable, la durée varie de 30 à 45 minutes. A la surface de la peau il se dépose des bulles d'acide carbonique. Au bout de 15 minutes, rougeur de la peau qui se produit plus facilement après quelques bains. Après le bain, grand impressionabilité au froid.

Le bain ordinaire à la température de 33-34° n'a aucune

influence sur l'absorption de l'eau. Le corps n'augmente ni ne diminue de poids. Fleury dit que le bain de 30-40° (qu'il appelle chaud) élève la température et accélère le pouls. Y a-t-il absorption par la peau des sels dissous? Il serait oiseux de rapporter ici les opinions des auteurs sur ce point, les avis les plus opposés ont été émis. Nous admettons les conclusions du mémoire lu par M. le docteur Aubert, chirurgien en chef de l'Antiquaille, à l'Académie le 3 octobre 1882 : « Il y aurait absorption à travers l'épiderme, sans érosion antérieure apparente, grâce à une érosion invisible à l'œil nu qui se produirait dans la gaine du poil le long de la portion incluse de la tige. Toute friction suffisante pour amener cette érosion serait utile si l'on veut que l'absorption ait lieu. Le bain simple prolongé jusqu'à deux heures ne ferait pas pénétrer à travers la peau la plus minime parcelle d'une substance dissoute. »

Bien que dans nos bains à eau courante les conditions soient des plus favorables à l'absorption cutanée (congestion de la peau, quantité de sels dissous très-considérable), nous n'admettons pas cette absorption jusqu'à ce que des expériences décisives nous l'ait montrée.

Nous n'avons pas fait d'expériences relativement à la température de la peau avant, pendant et après le bain, ou du moins nous avons fait des expériences contradictoires qu'il est inutile de rapporter ici.

Nous avons essayé de mesurer l'excitation cutanée par les variations de la température centrale. Nous savions, en effet, que ces excitations abaissaient la température.

Voici le résultat de nos expériences :

Exp. I. — 15 juillet 1882. Temps chaud. Bain à eau courante d'une durée de 35 minutes.

Temp. rectale avant le bain.. 37°,2

Id.   après le bain.. 36°,8

Sentiment de bien-être pendant et après le bain, rougeur de la peau, abaissement de 0°,4.

Exp. II. — 24 juillet. Temps frais, bain d'une durée de
30 minutes.

Temp. rectale avant......... 37°,1

Id. après......... 36°,7

Le reste comme pour la première expérience, abaissement 0°,4.

Exp. III. — 1er août, temps chaud, bain de 30 minutes
de durée.

Temp. rectale avant......... 37°,0

Id. après......... 36°,5

Abaissement de 0°,5.

Exp. IV. — 16 août. Bain d'une durée de 45 minutes.

Temp. rectale avant......... 37°,1

Id. après......... 36°,8

Abaissement de 0°,3.

Exp. V. — 21 août. Bain d'une durée de 30 minutes.

Temp. rectale avant......... 36°,7

T. rect. au bout de 20 minutes 36°,5

Id. après......... 36°,3

Abaissement de 0°,4.

Exp. VI. — 31 août. Bain d'une durée de 30 minutes.

Temp. rectale avant......... 37°,3

Id. après......... 36°,6

Abaissement de 0°,7.

Exp. VII. — 2 septembre. — Bain d'une durée de 30 minutes.

Temp. rectale avant......... 37°,3

Id. après......... 36°,6

Abaissement 0°,7.

Dans ces sept expériences l'abaissement moyen a été de 0°,5. Il y a donc grande excitation de la peau vu que celle-ci se congestionne au point de diminuer très-sensiblement la température centrale.

On peut voir dans cette excitation sinon l'unique, du moins le principal mode d'action de nos bains à eau courante.

Cette excitation cutanée peut se constater sur des points limités de la surface cutanée (douche locale sur une jointure). La rougeur est limitée au point d'application, la percussion qui est très-faible ne serait pas suffisante pour amener cette rougeur.

Cette excitation cutanée peut quelquefois être trop forte chez des sujets à la peau très-impressionnable. Chez une de nos malades rhumatisante, à la suite de quelques bains, nous avons pu observer une éruption de petites papules rouges, très-prurigineuses limitée au tronc et à la racine des membres. Une autre de nos malades présenta cette même éruption, mais très-fugace. Faut-il attribuer ce fait uniquement à l'acide carbonique dissous? Nous ne le croyons pas, car la quantité de gaz libre est réellement très-minime. Ne pourrait-on pas admettre une excitation cutanée produite par les substances minérales dissoutes, excitation analogue à celle produite par les métaux appliqués à la surface de la peau? (métallothérapie). Cette excitation serait le point de départ de réflexes qui expliqueraient l'action thérapeutique du bain que nous étudions.

Ces expériences ne sont pas complètes, nous eussions pu faire varier les conditions, voir combien de temps durait l'abaissement de la température, etc., etc. Nous nous proposons de continuer cette étude, et de faire ces observations sur d'autres sujets que sur nous-même.

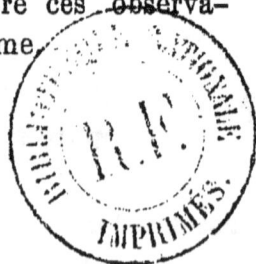

DU MÊME AUTEUR

DU DANGER DES MÉDICAMENTS ACTIFS

DANS LES CAS DE LÉSION RÉNALE

(Thèse inaugurale, Paris, 1877).

INFLUENCE DE LA SYPHILIS

SUR LES MALADIES DU SYSTÈME NERVEUX CENTRAL

Thèse présentée au concours pour l'agrégation (médecine
et médecine légale). Paris, 1880.

---

www.ingramcontent.com/pod-product-compliance
Lightning Source LLC
Chambersburg PA
CBHW060515200326
41520CB00017B/5055

9 7 8 2 0 1 3 7 1 2 2 5 5